To Kathleen
a really nice and smiling
woman eager to learn!
Fine Scarfellini

Lina Scarpellini

# Pensées
# à se mettre
# sous la dent

CARTE BLANCHE

Photo de la couverture: istock


Éditions Carte blanche
1209, avenue Bernard Ouest, bur. 200
Montréal H2V 1V7 (Québec)
Tél.: 514-276-1298
carteblanche@vl.videotron.ca
www.carteblanche.qc.ca


© Lina Scarpellini 2009
Dépôt légal: 4e trimestre 2009
Bibliothèque et Archives du Québec
ISBN 978-2-89590-150-1

Ce livre vous offre 81 pensées à vous mettre sous la dent. Autant de citations qui incitent à reconsidérer la nourriture, qui arrachent l'acte de manger à sa banalité quotidienne.

Pourquoi 81 ? Ce nombre est le carré de 9, et 9 est un nombre sacré symbolisant l'accomplissement. Neuf, c'est aussi le symbole fœtal de par sa forme et de par la durée de gestation chez l'être humain. Il est achèvement et renouveau.

Chez les bouddhistes, il y a neuf cieux. Pour l'islam, le jeûne se pratique le neuvième mois du calendrier musulman et commémore la révélation du Coran. En Chine, le chiffre neuf est vénéré, car il est considéré comme sacré. Les traités de philosophie traditionnelle chinoise sont composés de neuf parties de neuf chapitres chacune.

Mais revenons au propos du livre. Je vous invite à poser un regard neuf sur l'alimentation, sur l'acte même de manger. Notre façon de considérer la nourriture peut nous amener à nous imprégner plus profondément du mystère des rapports entre l'homme et la nature, puisque c'est la nature qui donne la nourriture à l'homme. Mais l'homme, par sa pensée et ses sentiments, peut puiser dans cette nourriture des éléments qui contribueront à l'épanouissement de tout son être et l'aideront à se réaliser et à s'accomplir.

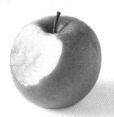

# La nourriture et son rôle
# dans notre identité

Manger, c'est introduire un aliment, provenant du monde extérieur, dans notre corps, en soi. Dans la plupart des cultures, la sagesse des peuples croit que l'absorption d'un aliment tend à transférer certaines de ses qualités ou caractéristiques à celui qui le mange. Ainsi, dans certaines traditions, les guerriers évitent de manger du lièvre, de peur de devenir peureux, ou du hérisson, de peur de se rouler en boule devant le danger, tandis que les femmes enceintes évitent la viande de porc, de peur d'avoir un bébé aussi laid qu'un cochon. Encore récemment, la viande rouge était censée donner force et vigueur.

Quoi qu'il en soit et peu importe la culture, chaque personne révèle en partie son identité à travers la nourriture. Il y a indéniablement une dimension psychologique et symbolique liée à la nourriture.

Si nous sommes ce que nous mangeons, alors l'alimentation dite industrielle pose un problème d'identité. Comment savoir qui je suis si j'ignore de quoi est fait l'aliment que je mange, d'où il provient?

# Dis-moi ce que tu manges, je te dirai ce que tu es.

Brillat-Savarin

Celui-là a eu du courage,
qui a été le premier
à manger une huître.

Jonathan Swift

Nous sommes
ce que nous mangeons.

Proverbe allemand

L'être humain est
plus consommateur
de sens que de nutriments.

Trémolières

# Manger : un besoin fondamental

Manger est, bien sûr, essentiel à notre existence. Qu'on pense au premier geste d'un bébé qui est d'aller vers le sein de sa mère. Il est à la base de la célèbre pyramide des besoins de Maslow. La pyramide des besoins schématise une théorie élaborée par le psychologue Abraham Maslow sur la motivation. La pyramide est constituée de cinq niveaux principaux. Nous recherchons d'abord, selon Maslow, à satisfaire chaque besoin d'un niveau donné avant de penser aux besoins situés au niveau immédiatement supérieur de la pyramide. Manger est un besoin physiologique au même titre que boire, dormir, respirer, etc. On nomme besoins physiologiques ceux liés à la conservation de l'homéostasie de l'organisme et qui assurent le maintien d'un état de santé physique. Ils sont impérieux en ce qu'ils sont nécessaires à la survie de la personne. Ainsi, on cherche à satisfaire les besoins physiologiques avant les besoins de sécurité. Il n'est donc pas étonnant que nous soyons prêts à prendre des risques dans le cas où notre survie serait en jeu.

Outre la satisfaction de nos besoins biologiques, se nourrir est un acte par lequel on intègre dans le soi quelque chose qui est à l'extérieur de soi. Avant d'être absorbée, la nourriture est acceptée. Objet d'échange, de partage, la nourriture est aux fondements de toute société. Accepter le partage, accepter la nourriture, c'est accepter la société des humains. L'acte de manger se situe à mi-chemin entre le biologique et le psychologique, entre l'individu et la société. C'est un acte qui nous révèle à nous-mêmes et aux autres.

Le premier des droits
de l'homme
est celui de pouvoir
manger à sa faim.

Franklin D. Roosevelt

Si vous ne pouvez pas nourrir cent personnes,
nourrissez-en au moins une.

Mère Teresa


L'amour est pour celui qui a mangé
et non pour celui qui a faim.

Euripide


Le pire, ce n'est pas d'avoir faim,
c'est de ne pas savoir
quand on va pouvoir manger.

Roger Fournier


Ventre affamé n'a point d'oreilles.

Jean de La Fontaine

Impossible
de bien réfléchir,
de bien aimer,
de bien dormir
si on n'a pas
mangé.

Virginia Woolf

# Manger : un des plaisirs de la vie

L'être humain ne peut vivre sans manger. Heureusement, la nature a prévu de gratifier ce comportement de l'atout du plaisir.

Ainsi, après la naissance et durant les premiers mois de vie de l'enfant, le plaisir que procure l'acte alimentaire remplit trois fonctions essentielles : calmer les sensations de faim, fournir des expériences sensorielles et établir un lien avec la personne qui nourrit. Le plaisir a une fonction adaptative, il régule les besoins de l'enfant. L'alimentation est source de plaisir ou, du moins, devrait l'être. Le plaisir provient à la fois de l'aliment, qui peut avoir des caractéristiques sensorielles agréables, et des conditions dans lesquelles se fait la consommation de l'aliment. Être plusieurs à manger, partager un moment agréable en famille sont des sources de plaisir.

Il y a plusieurs formes de plaisir dans le fait de manger :

- le plaisir des sens (goûts, odeurs) ;
- le plaisir d'être rassasié, repu ;
- le bien-être physique de se sentir en forme
  et en santé (saine alimentation) ;
- le plaisir de partager un repas (plaisir social) ;
- la joie liée au renforcement des liens familiaux
  et culturels (traditions culinaires, repas de fêtes) ;
- le bien-être psychologique (réconfort).

Partout dans le monde, s'alimenter en groupe est source de réjouissance, de partage, et scelle l'appartenance à la communauté.

La bonne cuisine permet de rêver, de voyager, de s'ouvrir à l'autre, sur le monde.

Il faut manger
pour vivre
et non pas vivre
pour manger.

Molière

La gastronomie
est l'art d'utiliser
la nourriture
pour créer
le bonheur.

Zeldin

Le Créateur, en obligeant l'homme
à manger pour vivre, l'y invite par l'appétit
et l'y récompense par le plaisir.

Brillat-Savarin

Le plaisir de manger est le seul qui,
pris avec modération,
ne soit pas suivi de fatigue.

Brillat-Savarin

Bonne cuisine et bon vin,
c'est le paradis sur terre.

Henri IV

Le plaisir de la table est de tous les âges,
de toutes les conditions, de tous les pays
et de tous les jours.

Brillat-Savarin

Une bonne cuisinière
est une fée qui dispense le bonheur.

Elsa Schiaparelli

On ne peut pas dire qu'on vit bien
tant qu'on ne mange pas bien.

Nigella Lawson

Le pain et le vin
sont le commencement
d'un grand festin.

Proverbe savoyard

# Manger : un acte social

Tout ce que nous faisons n'a pas une seule raison, un seul but, et si nous mangeons, ce n'est pas seulement pour nous maintenir en vie et en santé. Manger est un acte social.

L'être humain est un être grégaire qui recherche le plaisir de la convivialité et du partage à table. S'asseoir à la même table, boire le même vin, partager le même pain devient communion. Rappelons que le mot « compagnon » désigne, littéralement, « celui avec qui l'on partage le pain » du latin *cum* (avec), et *panis* (pain).

Si les types d'aliments avalés ont changé au fil de l'histoire de l'humanité, les comportements liés au fait de se nourrir se sont aussi modifiés : où, quand, comment et avec qui mange-t-on ?

Une des caractéristiques de la société contemporaine, l'individualisation, laisse sa marque sur les façons de manger. Manger n'est plus uniquement une affaire de famille ou de communauté. C'est aussi une question de choix et de décision personnelle.

La taille des ménages s'est réduite, les grandes familles sont en diminution. Les familles monoparentales et les personnes vivant seules sont plus nombreuses qu'auparavant. L'expansion de l'urbanisation et l'exode rural entraînent des changements de comportements et de mentalités. Les populations sont concentrées plus loin des lieux de la production agricole. Les circuits de distribution de la nourriture sont de ce fait plus longs. Il n'est donc pas étonnant que tous ces facteurs aient laissé leur empreinte sur les modes de consommation alimentaire. Toutes ces transformations ont des répercussions sur la santé des gens.

Depuis quelques années, les repas pris en famille sont de moins en moins fréquents au Québec. Plus du tiers des enfants prennent de trois à cinq repas par semaine à l'extérieur du foyer et jusqu'à 15 % mangent à l'extérieur plus d'une fois par jour selon une enquête sur la nutrition auprès des enfants québécois de quatre ans réalisée en 2002[1]. Dans le même ordre d'idées, une autre enquête[2] auprès des enfants et des adolescents québécois nous apprend que 8% des enfants et adolescents déclarent souper seuls six ou sept fois par semaine.

Pourtant, les bienfaits des repas familiaux sont très nombreux. Les repas pris en famille sont généralement plus sains et plus complets que ceux pris seul ou à la course. Manger en famille est également une belle occasion pour partager, communiquer et resserrer les liens entre les membres. Prenez donc vos repas en famille ou entre amis le plus souvent possible. Vous vous n'en porterez que mieux.

---

1. *Enquête sur la nutrition auprès des enfants québécois de quatre ans*, Institut de la statistique du Québec, Les Publications du Québec, 2005.
2. *Enquête sociale et de santé auprès des enfants et des adolescents québécois*, Volet nutrition, Institut de la statistique du Québec, Les Publications du Québec, 2004.

Prendre ses repas seul tend à rendre un homme froid et dur.

Walter Benjamin

Il n'y a que les mauvais cœurs qui médisent à table,
car rien ne rend plus indulgent que la bonne chère.

Grimod de la Reynière

La table est l'entremetteuse de l'amitié.

Proverbe français

Une seule conversation à table avec un sage
vaut mieux que dix ans passés dans les livres.

Henry Wadsworth Longfellow

C'est dans la cuisine
que vous verrez
si les gens communiquent
vraiment avec vous :
en dehors du lit,
c'est le seul endroit
de la maison
qui soit vraiment intime.

Roger Fournier

# Lorsque la marmite bout, l'amitié fleurit.

Proverbe anglais

Il ne faut pas tant regarder
ce que l'on mange
que celui avec lequel on mange.

Épicure


Les repas de famille ne consistent pas
à se manger entre parents.

Jules Jouy


Un repas, aussi frugal soit-il,
est un instant de rencontre.
Il peut être une occasion de joie
et de communion,
unissant profondément les gens.

Elise Boulding

# Bien manger pour
## la santé du corps et de l'esprit

L'alimentation transforme celui qui se nourrit, car elle peut aussi bien être la source de bien-être que la cause de problèmes de santé. Des études suggèrent que la façon dont une personne s'alimente peut refléter divers aspects de sa santé, notamment au niveau de la santé psychologique.

Ainsi, le principe d'incorporation sous-tend dans une large mesure les tentatives humaines de maîtriser le corps, l'esprit et l'identité : si l'on est ce que l'on mange, il est naturel que l'on cherche à bien orienter ce que l'on est par l'alimentation. Même si le bien-être est une facette de la santé souvent négligée, l'Organisation mondiale de la santé le considère comme une de ses composantes essentielles. Prendre la responsabilité de ses choix alimentaires, cela veut dire que pour se sentir bien, il est important d'effectuer des choix alimentaires sains. Pour plusieurs, cela implique une certaine discipline. Quand on pense au terme «discipline», on y associe souvent la notion de punition. Mais le mot « discipline » vient en fait du mot «disciple». On devient des disciples, des gens désireux d'améliorer la qualité de leur vie. On renonce à manger quelque chose qu'on sait ne pas être bon pour soi sans sacrifier totalement le plaisir puisque l'on fait preuve d'amour pour soi.

Toutefois, il faut se garder de tomber dans l'excès. Nous avons trop tendance à voir dans les aliments soit la promotion de notre santé, soit sa ruine. C'est une manière très étriquée d'envisager la nourriture et c'est une manière très étriquée d'envisager la santé. En effet, le principe d'incorporation nous pousse à rechercher dans les aliments la source de beaucoup de nos maux.

C'est autant au niveau du «quand, comment, avec qui mange-t-on?» que sur la nourriture elle-même que les changements devraient se porter. En effet, on constate une corrélation positive entre la diminution des repas pris en commun et l'augmentation de la consommation d'aliments souvent trop riches en gras, en sucre, en sel et donc moins intéressants sur le plan nutritionnel. La progression de cet individualisme alimentaire est liée à l'évolution des sociétés occidentales et des modes de vie.

Manger à table, privilégier les repas pris en compagnie plutôt que manger seul, voilà des recommandations pour une meilleure santé.

Le corps est soutenu
par les aliments,
et l'âme se soutient
par les bonnes actions.

Proverbe oriental

Tout bonheur commence
par un petit déjeuner tranquille.

Somerset Maugham


Que ton aliment
soit ta seule médecine !

Hippocrate


Boire et manger
maintiennent l'âme
et le corps rassemblés.

Heinrich Böll

# La symbolique de l'acte de manger

L'acte de manger ne peut se réduire qu'au simple comportement de sélection des aliments puisqu'il implique des représentations, collectives ou non, des idées, des croyances. Le rapport qu'entretient l'humain à la nourriture comporte deux dimensions : l'une biologique et l'autre socioculturelle. L'humain se distingue des autres animaux en ce qu'il ne se contente pas de consommer des aliments, il les pense, il les conçoit. L'humain se nourrit aussi d'imaginaire, et les aliments nourrissent mais aussi signifient cet imaginaire.

Manger, c'est introduire dans notre organisme des nutriments qui deviendront les matériaux de construction de notre corps physique, mais aussi de nos corps subtils. Il est donc important d'accomplir cet acte que nous répétons chaque jour, plusieurs fois par jour, dans un état de paix et d'harmonie.

Selon la médecine traditionnelle de l'Inde (ou ayurvédique), la digestion est au cœur d'une bonne santé. La différence entre un être malade et un être en bonne santé réside dans sa capacité de digérer la nourriture physique, mentale et spirituelle.

L'acte de manger nous relie à autrui, au monde. Considérons la tétée, paradigme de l'expérience orale. La tétée s'accomplit dans un bain sensoriel composé de chaleur, de contacts, d'odeurs et de sons, qui pénètrent le corps de l'enfant en même temps que le lait. C'est la mère qui apprend à l'enfant que la nourriture n'est pas la seule source de plaisir possible. Le bébé va découvrir que les mots, la parole, qui passent aussi par la bouche, peuvent prolonger le plaisir originel en le modifiant, remplacer le plaisir de « se remplir » par celui d'« être avec » et d'échanger avec l'autre. Les modalités des repas vont se modifier. La table familiale va succéder au tête-à-tête.

C'est en quelque sorte la répétition de ce plaisir originel que les mangeurs vont attendre lors de chaque repas.

La faim suscite le déplaisir et le plaisir lui succède avec le rassasiement. Mais la satiété peut-elle vraiment être ressentie si la nourriture a été consommée sans plaisir? On voit bien que manger est beaucoup plus que se nourrir et la fonction alimentaire humaine poursuit une triple finalité : nutritive, hédoniste et symbolique, qui assure simultanément la survie, le destin affectif et l'appartenance à la communauté humaine.

Un malheureux
qui est à jeun
ne raisonne pas du tout
comme un malheureux
qui vient de faire
un bon repas.

Jean-Baptiste Louvet de Couvray

Un bon repas
adoucit l'esprit
et régénère le corps.
De son abondance
découle
une bienveillance
chaleureuse.

Frederick W. Hackwood

Faut toujours faire attention à ce qu'on mange !
Le manger, c'est beaucoup plus que du manger,
c'est de l'amour.

Jean-Marie Gourio

Manger est un acte sacré.
Il est nécessaire d'être pleinement conscient
de ce que l'on fait.

Rabbi Naham de Brazlaw

On ne vit pas de ce que l'on mange,
mais de ce que l'on digère.

Alexandre Dumas

Tu as le droit de tuer un animal
pour t'en nourrir
à condition que ta joie de le manger
soit plus grande
que la joie qu'il avait à vivre.

Sagesse hindoue

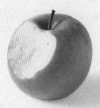

# Manger : une activité sensuelle

Chacun naît avec un bagage génétique déterminant ses capacités sensorielles et ses seuils de sensibilité aux stimulations gustatives. Les sens nous permettent d'apprécier le goût, l'arôme, la texture, l'aspect, la température des aliments. Ainsi, nous ne percevons pas tous la saveur sucrée ou salée avec la même intensité. Certains ne supportent pas l'amertume de la bière et d'autres raffolent des fruits acidulés. Le développement des goûts et des aversions est conditionné par un facteur génétique.

Garder ses sens en éveil nous permet de demeurer pleinement conscients quand on mange. La médicalisation à outrance de l'alimentation fait obstacle à la paix des sens. Or il est important de réveiller ses sens pour trouver un sens à l'acte de manger devenu parfois un acte automatique dans ce monde où tout va très vite.

Une table élégante est le dernier rayon de soleil
que caresse le vieillard.

Louis de Cussy

Une assiette, quand c'est beau, c'est déjà bon !

Mario Côté

Sans la participation de l'odorat,
il n'y a point de dégustation complète.

Brillat-Savarin

À table comme en amour,
le changement donne du goût.

Proverbe provençal

Les sens sont les organes par lesquels l'homme
se met en rapport avec les objets extérieurs.

Brillat-Savarin

Parmi les cinq sens,
la vue, l'ouïe
et l'odorat
connaissent
moins d'interdits
que le toucher
et le goût.

Léonard de Vinci

# Cuisiner : une activité qui fait du bien

Cuisiner est une façon de sortir de sa tête. C'est une expérience sensuelle en ce qu'elle implique les différents sens. Laissez aller la peur : peur de trop manger, peur de ne pas manger sainement, peur de ne pas savoir cuisiner, etc.

La nourriture qui est préparée avec amour et attention apporte un bien-être physique et psychique à ceux qui la mangent. Cuisiner pour ses proches indique qu'on les aime, qu'on tente de leur apporter un peu de bonheur. C'est un acte d'amour, de partage et de don. La prochaine fois que vous préparerez des plats pour vos proches, visualisez les personnes que vous allez nourrir et sentez l'amour qui s'écoule de votre cœur, le long de vos bras jusque dans les aliments. Servez-les avec le respect qu'ils méritent. Comme le disait Brillat-Savarin, convier quelqu'un, c'est se charger de son bonheur pendant tout le temps qu'il est sous notre toit.

Celui qui reçoit ses amis et ne donne aucun soin
personnel au repas qui leur est préparé
n'est pas digne d'avoir des amis.

Brillat-Savarin

La vraie cuisine est une forme d'art.
Un cadeau à partager.

Oprah Winfrey

Le principal ingrédient
pour une bonne cuisine familiale est l'amour;
l'amour envers ceux pour qui vous cuisinez.

Sophia Loren

Cuisiner suppose une tête légère,
un esprit généreux et un cœur large.

Paul Gauguin


Pour bien cuisiner
il faut de bons ingrédients,
un palais, du cœur et des amis.

Pierre Perret

Si vous n'êtes pas capable
d'un peu de sorcellerie,
ce n'est pas la peine
de vous mêler de cuisine.

Colette

Cuisiner est une activité
qui exige d'être aussi créatif
et imaginatif
qu'une activité
telle que le dessin,
la sculpture sur bois
ou la musique.

Julia Child

# Manger en toute conscience

Au lieu de manger à toute vitesse, donnez-vous le temps de goûter et d'apprécier vos aliments. Appréciez chaque bouchée et soyez reconnaissant pour cette nourriture, cadeau de la terre. Ayez de la gratitude envers ceux qui ont permis que cette nourriture vous parvienne, du cultivateur au cuisinier. Remerciez aussi pour la présence de ceux qui mangent avec vous. Pris en pleine conscience, le repas devient un acte sacré qui nous renouvelle. Les religions, les rituels, leurs interdits et obligations nous rappellent que manger est un acte sacré.

En yoga, on nous demande de ressentir, d'observer, d'être disponible, témoin. Le yoga et la méditation sont des outils qui nous servent à apprendre à devenir un observateur neutre de nos émotions, de nos pensées et de nos sensations. C'est connu, l'être humain est réticent face au changement et s'ancre facilement dans ses habitudes. Or sans conscience il n'y a pas de possibilités de changement. Le but ultime du yoga est de se libérer des conditionnements de quelque nature que ce soit. Une façon d'y parvenir est de demeurer conscient et présent quand vous mangez, et de faire appel à tous vous sens. La pleine conscience s'oppose au mode de pilotage automatique.

En se centrant sur ce que l'on ressent, on se donne des conditions propices à une prise alimentaire raisonnée. La sensation de rassasiement est mieux ressentie, le plaisir de manger diminue, ce qui nous informe que nous avons assez mangé. Mangez selon votre faim et selon ce que vous ressentez chaque jour. L'alimentation, tout comme le yoga, est une question d'équilibre !

Mangez tranquillement, avec attention, regardez les aliments, goûtez-les, donnez à votre corps ce dont il a besoin sans le surcharger, ni le priver. Soyez flexible. La flexibilité, ce n'est pas que sur le tapis de yoga ! La flexibilité, c'est aussi dans la tête !

Une récente étude du Fred Hutchinson Research Center à Seattle a observé que des hommes et des femmes d'âge moyen souffrant d'un surplus de poids et pratiquant le yoga au moins une fois par semaine ont perdu cinq livres sur une période de dix ans sans aucune diète. Les sujets-contrôles ne faisant pas de yoga en ont gagné huit. La perte de poids est liée selon le chercheur principal de l'étude, Alan Kristal, au fait de manger de façon plus consciente et non aux calories brûlées. Professeur d'épidémiologie (University of Washington School of Public Health and Community Research), M. Kristal rapporte qu'en pratiquant le yoga, on apprend à ressentir quand on est rassasié. On apprend à gérer l'anxiété et le stress au lieu de les masquer avec la nourriture. Cette pleine conscience incite progressivement à se préoccuper de la nature et de la qualité des aliments, modifiant par ricochet les habitudes alimentaires avec le temps.

# Les goûts
## ne se discutent pas.
## Mais ils se cultivent.

Adrienne Maillet

Usez, n'abusez pas; ni l'abstinence ni l'excès
ne rendent un homme heureux.

Voltaire

La gourmandise commence quand on n'a plus faim.

Alphonse Daudet

Jamais l'affamé ne fait trop cuire son pain.

Proverbe serbo-croate

C'est toujours par la faim que commence un bon repas.

Louis Auguste Commerson

À tout repas, la faim est la meilleure
et la plus piquante des sauces.

Chrétien de Troyes

Manger quand on a faim est quand même un plaisir,
simple certes, mais toujours agréable.

Vincent Ravalec

Celui qui distingue la vraie saveur
de ce qu'il mange
ne sera jamais un glouton;
celui qui ne le fait pas
ne peut pas être autre chose.

Henry David Thoreau

Quand on a trop mangé,
l'estomac le regrette,
et quand on n'a pas assez mangé
l'estomac le regrette aussi.

Pierre Dac

Celui qui mange
l'estomac plein
creuse sa tombe
avec ses dents.

Proverbe turc

Il ne faut pas
avoir les yeux
plus gros
que la panse.

La Fontaine

# Le développement du goût

Apprendre à mieux apprécier les aliments que l'on mange peut transformer notre expérience alimentaire. Selon la philosophie indienne, toute chose possède une qualité nommée *rasa*. Ce concept possède plusieurs significations. La *rasa* signifie d'abord le goût. Mais à un niveau plus subtil, la *rasa* désigne l'essence de toute chose.

On peut dans un premier temps comprendre la *rasa* d'un aliment en l'abordant sous son angle le plus évident : le goût. Les Indiens définissent six principales saveurs : sucrée, aigre, salée, amère, astringente et piquante. Cette classification peut se diviser à nouveau en 63 différentes variantes des six saveurs de base.

Souvent, quand on mange, il est facile d'étiqueter rapidement les aliments : les anchois sont salés, l'ail est piquant, le gâteau au chocolat est sucré. Mais voilà qu'on met un terme à notre exploration alimentaire en se basant sur les seuls critères apparents. Selon la philosophie indienne, pour bien comprendre la *rasa* de chaque aliment, il faut rester ouvert à la façon dont l'aliment se présente à soi. Il faut demeurer conscient et présent pendant qu'on mange. Quand on pratique le yoga et que l'on explore plus à fond certains *asanas*, on s'intéresse à la *rasa*, à l'essence des postures. On peut alors éprouver un sentiment de libération de la nécessité d'atteindre la forme de la posture pour se concentrer sur son essence.

Je vous invite à faire une expérience alimentaire. Au moment où vos doigts saisissent l'aliment, élargissez votre conscience au sens du toucher. Portez attention à la sensation physique que crée l'aliment dans votre main : la texture, le degré de fermeté, la température, etc. Maintenant, portez l'aliment à votre bouche et avant de le croquer, sentez son odeur. Vous pouvez fermer les yeux pour mieux sentir. Prenez une bouchée. Remarquez que vous pouvez noter les sons créés par votre bouchée avant même de goûter l'aliment. Comment qualifieriez-vous le son? Prenez une seconde bouchée et concentrez-vous maintenant sur le goût. Pouvez-vous détecter plusieurs saveurs? Quelle saveur prédomine?

Ainsi, l'attrait d'un aliment dépend de la perception qu'ont de cet aliment nos cinq sens. Avant même qu'on ait goûté l'aliment, on ressent ou pas un attrait envers lui. Il peut être intéressant d'aller un peu plus loin et d'observer notre relation à la nourriture et de prendre un moment pour observer comment on se sent après avoir mangé certains aliments.

Cette expérience nous permet de devenir de plus en plus conscient de l'acte alimentaire afin d'en tirer pleinement satisfaction.

La prochaine fois que vous ressentirez une envie irrésistible de manger un aliment précis, assoyez-vous et notez toutes les émotions et les sensations que vous ressentez. Comme une vague, voyez l'envie se gonfler pour ensuite se retirer. En portant son attention sur la *rasa* d'un aliment, on peut se rendre compte parfois que l'on ne retire pas tout le plaisir qu'on anticipait d'un aliment ou qu'une pomme fraîchement cueillie et bien juteuse nous procure un plaisir plus grand que prévu.

Il est également important de ne pas porter de jugement sur ce qui nous traverse (émotions, plaisir, sensations physiques, pensées). En ne réagissant pas au contenu de nos pensées, nous prenons nos distances par rapport à un certain nombre de réactions émotionnelles acquises, comme la culpabilité de manger du chocolat.

Tous les goûts
sont dans la nature.

Philibert-Joseph Le Roux

Le nombre des saveurs
est infini.

Brillat-Savarin

# Faire des choix écologiques
# au moment des repas

L'urbanisation, l'industrialisation, les changements dans la structure familiale, les tendances démographiques dans les sociétés occidentales ont transformé le mangeur moderne en un véritable consommateur : de plus en plus de gens consomment des aliments dont la production, l'histoire et les origines leur sont totalement étrangères. Sans compter que, de nos jours, l'aliment emballé, conditionné, est de moins en moins identifiable par sa consistance, ses saveurs, ses odeurs, sa texture. La technologie agro-alimentaire, de plus en plus puissante, peut imiter, masquer ou transformer les produits bruts ou traditionnels. On en vient à se questionner : si l'on est ce que l'on mange, alors sait-on vraiment ce que l'on mange ?

Les aliments que nous mangeons parcourent en moyenne 2400 km avant de se retrouver dans notre assiette. Juste pour le transport des aliments, des quantités importantes de gaz à effet de serre sont relâchés dans l'environnement. Outre le transport, les aliments qui viennent de loin requièrent davantage d'énergie pour leur conservation : les camions ou les trains réfrigérés, les emballages, les additifs, les cires, etc.

Voilà pourquoi manger local et en saison est une bonne action pour la planète. Et manger bio, c'est encore mieux ! Pourquoi ? L'agriculture biologique utilise des méthodes de production qui respectent l'environnement et protègent le sol et les cours d'eau.

Les aliments locaux et biologiques sont meilleurs pour la santé et plus savoureux. Pas étonnant quand on sait qu'ils ont voyagé moins longtemps, ont été récoltés à maturité, sont plus frais et ont poussé dans des sols plus riches.

La conscience collective passe aussi par l'assiette !

Le rapport à la terre est souvent oublié. Bien se nourrir, c'est aussi comprendre comment on produit l'aliment.

Plus on sait d'où vient le produit, plus on a tendance à mieux se nourrir. L'acte de se nourrir est un sujet de développement durable qui soulève bien des questions. On sait que la surconsommation de viande n'est pas «durable» en raison des capacités de production de notre planète. Mais que signifie au juste mesurer les effets des comportements alimentaires sur la planète? Que signifie manger naturel quand plus de 80 % de notre alimentation provient de produits transformés? Est-ce que le bio est une solution pour développer l'agriculture des pays du Sud? Comment réduire le problème de la faim dans le monde? Comment nourrir convenablement la population de la planète? Comment rendre les consommateurs plus responsables? Comment être équitable vis-à-vis de ceux qui ont faim tout comme de ceux qui souffrent d'obésité?

On ne peut
pas manger
des fraises
à l'année.

Proverbe québécois

Trempé dans du lait pour l'adoucir, recouvert de jaune
d'œuf et de sucre, et cuit dans une poêle.
Il n'est pas perdu, le pain perdu, puisqu'on le mange.

Christian Bobin

Mieux vaut manger un pain debout
qu'un steak à genoux.

Proverbe québécois

Celui qui jette son pain en riant
le ramasse plus tard en pleurant.

Proverbe québécois

Là où est l'ordre, c'est le pain;
là où est le désordre, c'est la faim.

G.S. Ghibaudo

Ce n'est pas une miette de pain,
c'est la moisson
du monde entier
qu'il faut à la race humaine,
sans exploiteur et sans exploité.

Louise Michel

# La nourriture : une fenêtre sur le monde

On peut voyager à travers le monde sans sortir de chez soi en goûtant à de la cuisine d'autres cultures. Chaque pays a sa manière d'apprécier les aliments, de les préparer, de les cuisiner.

Toutes les cultures humaines font des classifications sur ce qui les entoure, afin de situer leur place dans le monde. Ainsi, d'une culture à l'autre, la distinction entre ce qui est comestible et ce qui ne l'est pas, entre ce qui est de la nourriture et ce qui n'en est pas, peut varier énormément. Par exemple, pour la plupart des peuples, l'éventualité de consommer des insectes est impensable. Or pour de nombreuses populations du monde, les termites ou les sauterelles sont une excellente source de protéines.

Les choix alimentaires d'une société sont soumis à des règles basées sur la disponibilité, la tradition, la morale et la religion. Ces règles servent de repères à ses membres.

On peut s'ouvrir à une culture par le biais de sa cuisine. Puisque la nourriture et les manières de manger sont liées aux cultures, manger ensemble offre le plaisir des découvertes ainsi que le maintien des attachements à une origine sans repli sur soi. Un univers multiethnique, métissé peut se construire autour d'une table par l'échange des plats et par la conversation.

Pour bien aimer un pays
il faut le manger,
le boire et l'entendre chanter.

Michel Déon

J'aime ce qui me nourrit :
le boire, le manger, les livres.

Étienne de La Boétie

La découverte d'un mets nouveau
fait plus pour le genre humain
que la découverte d'une étoile.

Brillat-Savarin

On n'a jamais vu un régime politique
renverser une cuisine nationale.

Viviane Chocas

# La nourriture comme identifiant culturel

Manger est un acte culturel qui s'inscrit dans un contexte et une époque donnés. Le fait de distinguer des catégories d'aliments, de les mettre en relation les unes avec les autres, de les relier à des catégories de personnes ou de circonstances, implique l'existence de règles régissant les rapports entre ces catégories et les éléments qui les composent et, par ricochet, la préparation et la consommation de la nourriture.

Le choix des aliments, leur préparation et cuisson, le rythme, l'horaire et le nombre de repas quotidiens, les manières à table, la succession des plats, la composition des repas selon le contexte et le nombre de convives : tout cela exprime l'appartenance à un groupe socioculturel, ethnique et religieux donné.

Par exemple, tel aliment ne pourra pas être consommé par les femmes enceintes, tel autre ne conviendra pas pour le petit déjeuner, tel autre devra être mangé en association avec une certaine nourriture, etc. L'ensemble des classes, règles et normes partagées par un peuple donné constitue une cuisine. Les règles culinaires aident le mangeur à ordonner son monde et chaque culture conçoit un ordre du monde duquel découlent les comportements. Or, ces règles, nous n'en devenons conscients que lorsqu'elles sont transgressées ou lorsque nous entrons en contact avec d'autres cultures, car les règles sont alors différentes des nôtres. Consommer un risotto au petit déjeuner nous poserait sans doute un problème. De même, il y a fort à parier que nous aurions de la difficulté à apprécier la proposition de goûter des crevettes au chocolat sous prétexte d'innover.

Qu'est-ce que le patriotisme
si ce n'est l'amour
de la nourriture
de notre enfance?

Lin Yutang

Chaque nation aime sa cuisine.
Elle la considère comme la meilleure de toutes.
Chacune a raison, car elle ne peut s'en passer.

Édouard de Pomiane

La cuisine est une forme de grammaire culinaire.

Claude Lévi-Strauss

Changer de cuisine revient à perdre
définitivement son identité.

Claude Fischler

# Savourer le moment présent

Le premier pas vers un changement des habitudes alimentaires est d'être conscient de ce qu'on mange et pourquoi on le mange. Se nourrir est un acte qui concerne la totalité de l'être. S'arrêter pour manger, c'est aussi nourrir ses pensées, ses sentiments. C'est absorber l'énergie vitale, marquer un temps d'arrêt. De nos jours, les gens travaillent et se divertissent de plus en plus assis et mangent de plus en plus debout. Assoyez-vous pour manger et prenez le temps de goûter vos repas. N'est-il pas désolant d'apprendre que 19 % des Américains prennent leurs repas dans leur voiture[3]?

Dans notre société où le temps est compté, où tout va très vite, manger devient rapidement un acte machinal. On mange sans vraiment porter attention à ce que nous

3. Rapporté par Michael Pollan, journaliste scientifique et professeur à l'Université de Berkeley.

faisons. On est indifférent au plaisir que nous prenons, aux sensations et aux émotions que nous éprouvons. Or ce mode automatique nous fait souvent manger trop et trop vite... rien de surprenant à ce que le surpoids devienne l'avatar des sociétés occidentales.

# Avant de mordre, vois si c'est pain ou pierre.

Proverbe serbo-croate

Mange
et sois en paix !
Il n'y a rien
de plus important
que d'être en paix
avec son ventre.

Driss Chraïbi

# Nourrir son corps physique
# et spirituel

Il peut être bon de se recueillir quelques minutes avant les repas. Ce n'est certes plus une habitude très répandue! Sans aller jusqu'à faire une prière, il faut se préparer à manger dans l'harmonie et le recueillement. Or nombreux sont ceux qui se jettent sur la nourriture, avalent en parlant, mangent en travaillant devant l'ordinateur ou en travaillant, en marchant. C'est pourquoi ces personnes ne retirent pas tous les bienfaits de la nourriture, ils n'en absorbent que les éléments grossiers, les nutriments. S'arrêter pour manger, c'est refaire le plein d'énergie physique et mentale.

Une miche de pain qui sort du four est un symbole de la chaleur nourricière du chez-soi. Déguster une tranche d'une miche chaude et odorante vous réconfortera jusqu'au fond de l'âme.

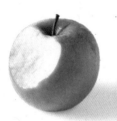

# Liste des thèmes

**Marquis imprimeur inc.**

Québec, Canada

2009